Richemont

EXAMEN

DU

MAGNÉTISME

THÉORIE, INITIATION ET PRATIQUE

APPRÉCIÉES ET JUGÉES

PAR

LA RAISON.

.... Mugire videbis
Subpedibus terram et descendere montibus ornos.

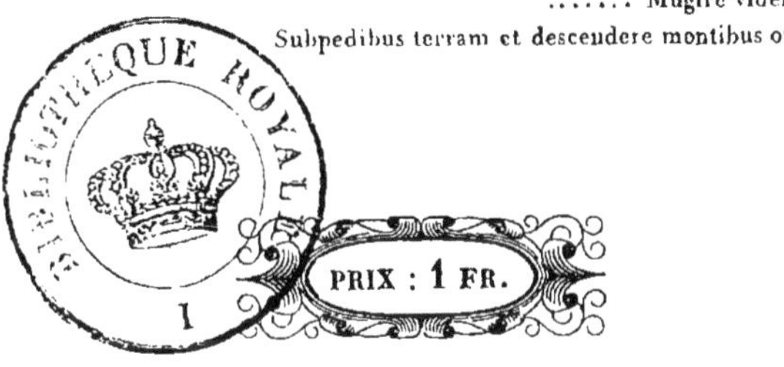

PRIX : 1 FR.

PARIS.

CHEZ LES MARCHANDS DE NOUVEAUTÉS.

—

1847.

IMPRIMERIE DE PH. CORDIER,
rue du Ponceau, 24.

PRÉFACE.

Tout le monde voyage aujourd'hui; ce n'est plus un privilége de la fortune. Avec quelques centaines de francs dans sa bourse, on peut, en moins d'une semaine, parcourir la moitié de l'Europe, à la condition toutefois qu'on ne sera ni écrasé, ni brûlé vif, ni enterré sous un tas de boue dans un marais tourbeux. — Sauve qui peut! il en échappe toujours assez pour laisser à chacun l'espérance du retour; et chacun, à son tour, se livre résolument au monstre furibond qui l'emporte en rugissant; le danger même est un attrait de plus.

« A vaincre sans péril on triomphe sans gloire ».

Qui voyage doit écrire, l'usage en impose la loi et l'on s'y résigne; d'ailleurs, à quoi servirait de visiter les lointains pays, si l'on ne pouvait pas en parler à sa guise et consigner, au plus grand profit de l'humanité, ses observations, ses méditations, ses vues, ses projets, pour le meilleur avenir des gouvernements et des peuples de la terre ? Chacun traite le sujet de sa prédilection, et de la variété de ces choix divers résulte l'ensemble le plus complet, le dépôt le plus curieux de toutes les rêveries politiques, philosophiques et scientifiques dont le grand siècle puisse, à bon droit, s'enorgueillir.

La matière, qui le croirait, commence à s'épuiser. C'est à grand'peine si l'on découvre, loin des sentiers frayés, quelque ruine inexplorée dont on puisse arracher un lambeau ! — Nous aussi, nous avons voulu courir le monde ! nous aussi, nous voudrions, comme nos confrères, avoir à déposer dans le trésor commun quelque rare médaille ! mais à chacun son lot, et le nôtre n'est pas des plus brillants.

Si donc l'article *folie* n'est point encore fermé dans la vaste encyclopédie des voyages modernes, nous demandons humblement un petit bout de place pour y inscrire le titre de notre opuscule.

EXAMEN

DU MAGNÉTISME.

> .... Mugire videbis
> Subpedibus terram et descendere montibus ornos.

La Belgique est un pays où le Magnétisme paraît avoir un assez grand nombre de partisans. On est tout surpris de trouver à Bruxelles une espèce de professeur qui, moyennant une légère rétribution, donne des leçons publiques où les expériences dont il étonne et récrée son auditoire viennent confirmer les principes et les préceptes de la science. C'est un genre de spectacle qui n'est point dépourvu d'intérêt et où l'on se décide facilement à aller passer une soirée. Le Magnétisme vient donc, comme la musique, la peinture, et toute la famille des beaux arts que les Belges honorent d'un culte particulier, fournir son contingent à la conversation. Alors se révèlent des faits surprenants, des cures merveilleuses. Alors se produisent de singulières et curieuses théories, et parfois d'assez vives discussions.

Notre bonne fortune nous a mis en présence de plusieurs de ces adeptes zélés, et nous a fourni l'occasion de prendre part à leurs débats. Mais comme notre opinion sur la matière n'est pas très-orthodoxe, nous nous sommes trouvé exposé à de rudes attaques. Il nous a fallu rompre bien des lances, et nous devons avouer, à notre honte, que jamais nous n'avons pu contraindre un seul de nos adversaires à se confesser vaincu. Chacun, comme cela se pratique d'ordinaire, a persisté dans ses croyances avec d'autant plus d'obstination, que le sujet de la dispute était moins intelligible et moins raisonnable.

Le souvenir de ces luttes académiques s'est souvent reproduit à notre pensée, et nous a suggéré l'envie d'examiner sérieusement ce que c'est que ce *dogme étrange* d'une puissance surnaturelle, créé par un être qui ne la possède pas lui-même et qui la fait exercer, à son gré, par un être plus faible qu'il a soumis à son influence par la force de son organisation ou par celle de sa volonté.

Selon la doctrine reçue, ce phénomène a ses lois et ses conditions particulières d'existence. Il exige, entre les deux sujets dont le concours est nécessaire, d'autres rapports que ceux de la force physique ou de l'énergie morale qui subordonne l'un à l'autre. Il faut de plus, entre eux, des relations sympathiques de bienveillance mutuelle et une direction commune, imprimée à leurs volontés, pour s'associer et se confondre dans un même vœu et dans un même but, en y coopérant chacun suivant le rôle qui lui appartient : l'un comme *magnétiseur*, l'autre comme *magnétisé*.

Lorsque ces dispositions réciproquement harmoniques se rencontrent entre deux sujets, soit d'un même sexe, soit d'un sexe différent, il y a presque certitude que les cérémonies d'initiation exercées par le Magnétiseur sur le néophite seront couronnées d'un plein succès. La métamorphose s'opère sous l'influence magique d'un fluide inconnu qui enveloppe le grand prêtre, comme une nuée mystérieuse soutirée à la sphère atmosphérique qui l'environne, ou qui se serait exhalée de son propre sein, agité comme celui de la Pythie sur le trépied sacré.

C'est cette effluve de vie qui porte avec elle, non pas seulement le science du bien et du mal, mais une intelligence suprême devant laquelle la nature n'a plus de secrets, qui lit au fond des cœurs, qui sonde les reins et la pensée, pour qui tous les lieux sont présents, pour qui tous les mystères sont dévoilés, et qui n'ignore aucune des merveilles que notre monde, physique et moral, comprend dans son immensité. C'est cette effluve de vie, disons-nous, dont, *nouveau Prométhée*, le magnétiseur s'efforce d'animer la nouvelle forme humaine qu'il tient sous sa puissance et qu'il inonde de ce fluide créateur, en s'unissant à elle par mille points d'un contact mystérieux : pieds contre pieds, genoux contre genoux, face à face, et forçant un regard timide à s'abaisser sous la fascination d'un regard impérieux et pénétrant. Tantôt des mains caressantes se promènent sur ses bras, son col, ses épaules, comme pour y distribuer le fluide ambiant et l'y faire pénétrer ; tautôt elles semblent le ramasser dans le vide pour le projeter, plus intense, sur sa tête et sa poitrine. D'autres fois ces mains si agiles et si officieuses saisissent d'autres mains qu'elles pressent doucement dans les leurs ; les doigts s'entremêlent, les pouces s'allongent contre les pouces, et, de temps en temps, une pression électrique et soudaine se décèle par un léger frémissement ou par la surprise d'un mouvement involontaire. Enfin la victime succombe, ses paupières s'abaissent, son souffle s'amollit, ses bras retombent déployés, et sa tête se penche sur sa poitrine.

Elle a passé de la vie commune à une vie surnaturelle qui ouvre aux yeux de son âme tous les trésors de la nature et des sciences, mais qui reste voilée sous les apparences d'un sommeil qui signale la puissance et le triomphe du Magnétiseur.

Le néophite ainsi enseveli sous ce sommeil apparent, se trouve doué de toutes les facultés merveilleuses que l'accomplissement du mystère a développées. Mais il ne peut les exercer que sous l'influence et par les ordres de son dominateur, qui le tient assujetti sous le sceptre despotique de sa volonté souveraine. Il n'existe que pour lui, il n'entend que sa voix, il ne répond qu'à lui seul. Étranger et insensible à tout ce qui se passe autour de lui, il ne se met en relation avec le monde extérieur que pour obéir au maître. Instrument intelligent et docile, il ne résonne que sous la touche de sa main créatrice.

C'est alors que la foule ébahie recueille avec surprise et respect les oracles que la *Divinité voilée* traduit en réponses soumises aux interpellations de son *grand prêtre*. C'est alors que tous les malheureux que l'espérance a rassemblés autour d'elle : les amants sans espoir, les amantes délaissées, les femmes jalouses et les maris trompés, les amis trahis, les bienfaiteurs oubliés, les simples spoliés et les avares volés, les mille et mille affligés de toutes les maladies dont la malédiction céleste a frappé la triste humanité, et de toutes celles encore que la médecine y a ajoutées, attendent et reçoivent des consolations ou des remèdes à leurs maux.

Elle apprend à l'un que son amour est partagé, à l'autre que l'ingrat revient à elle plus épris que jamais. Elle a sous les yeux les chers objets de ces tendresses mutuelles, elle les voit, les dépeint, les représente livrées aux nouveaux soins qui occupent leur pensée.

Elle signale le voleur qu'elle marque au front d'un trait reconnaissable, mais elle ne le nomme pas. Elle le poursuit seulement dans sa fuite nocturne, et si elle ne rend pas le trésor, elle met l'avare, tout palpitant d'espérance, sur les traces de celui qui l'emporte.

A chacun elle donne un secret pour rentrer en possession de son bien ou de ses amours. Et chacun, satisfait, emporte avec le secret le doux espoir dont il est le gage.

Mais c'est dans les secours efficaces qu'elle apporte à des maux plus réels, à ces mille et mille maladies qui nous dévorent sous tant de formes diverses, que se manifeste la toute-puissance de cette science universelle qu'elle semble n'avoir reçue que pour le soulagement et le bonheur de l'humanité.

A l'un, elle fait connaître la vraie cause de son mal et lui prescrit le traitement qui doit, sous quelques jours, lui rendre la santé. A l'autre, elle signale un organe attaqué, et la perturbation dangereuse apportée à ses fonctions ; et puis, elle nomme le remède unique qu'il doit aller chercher *dans telle échoppe ignorée, de telle ruelle perdue* (1).

Elle envoie celle-ci cueillir sur la montagne une plante sauvage qu'elle doit placer et laisser flétrir sur son sein. — Celle-là, doit aller boire les eaux de telle fontaine, cachée sous une touffe de saules, à l'entrée du val de Recouvrance.

Il n'est point de douleurs, point de maux, contre lesquels les efforts des plus habiles de l'art (2) n'aient échoué, et pour lesquels elle n'ait pas un remède ignoré de la médecine. Remède souverain, qui ne manque jamais son effet. Aussi, quel concert de louanges et de

---

(1) Cette prescription bizarre est un souvenir de ce que nous avons nous-même entendu.

Une magnétisée qui présentait tous les dehors de la simplicité et de la candeur, prescrivit au malade consultant d'aller chercher la seule plante qui pouvait le sauver, dans une misérable échoppe de grainetier, rue du Bout du Monde : mauvaise ruelle du quartier Montmartre, que pas un des spectateurs ne connaissait, même de nom, ce qui produisit beaucoup d'effet. — Depuis, nous avons su que notre Agnès avait occupé une chambre dans la même maison.

(2) On nous assure que quelques médecins, non pas de ceux

bénédictions s'élève et retentit, de toute part, autour de la divinité bienfaisante ! —C'est à qui proclamera le plus haut les cures les plus inespérées et les plus merveilleuses. — Combien d'aveugles ont revu le soleil éclairer la voûte céleste ! Combien de sourds ont entendu résonner le hautbois du village et murmurer le ruisseau ! Combien de boiteux ont conduit d'un pied agile cet ancien branle rustique, ce long ruban de filles et de garçons, qui monte et descend la colline au son de la musette !

S'agit-il de secrets qui intéressent une famille, de funestes projets médités par un ennemi caché, de dangers redoutés par un ennemi absent ! — Il suffit pour tout apprendre , pour tout savoir, que le savant Magnétiseur présente un objet qui ait appartenu aux personnes intéressées, tel qu'un portrait, un bijou, ou mieux encore une mèche de leurs cheveux, et qu'il interroge la Divinité de sa création. — Vous la voyez aussitôt toucher, presser et remanier encore les objets qui doivent la mettre en rapport avec les personnes sur lesquelles son attention est appelée ; et puis son regard intérieur va les surprendre partout où elles peuvent être. — Il pénètre à travers l'immensité de l'espace, à travers les murs des forteresses, des prisons,

---

qui osent exercer sans brevet légal, mais de véritables docteurs munis d'un bon diplôme, garantie d'une science certaine et bien acquise, ne dédaignent pas de recourir à la puissance occulte du magnétisme. — Ne craignent-ils pas que les raisonneurs, dont ce monde fourmille, n'aient la malheureuse pensée de ranger dans une même catégorie de nos connaissances les plus certaines et les mieux avérées, le Magnétisme et la Médecine ?

des palais ; à travers les cloisons des chambrettes ,
et saisit ses gens à l'improviste. Rien n'échappe au
coup d'œil scrutateur. Pas plus le fond des cœurs et
les secrètes pensées, que les objets les plus humbles
ou les plus recherchés d'un ameublement modeste ou
magnifique. Elle observe jusqu'à l'heure marquée
par les montres ou les pendules des cheminées ou des
consoles. Elle lit, sans les toucher, les lettres et les
billets doux rangés précieusement sous un coussin
musqué. Elle fouille dans les portefeuilles pour y
dérober les secrets enfermés sous la clef. Et quand
elle a tout vu, tout exploré, tout connu, elle répond
avec justesse, avec vérité, aux questions qui lui sont
adressées sur les lieux, les choses et les personnes.

Oh ! combien d'autres merveilles nous aurions à
conter s'il nous était permis de tout dire ! — Qu'il
nous soit pardonné d'en publier encore une ou deux
que notre plume indiscrète ne peut se décider à taire.

Quelquefois le néophite est atteint lui-même de
l'une de ces maladies cruelles sur lesquelles il a été
consulté, sans qu'il se soit avisé d'utiliser, pour son
propre salut, l'heureux don qu'il possède. Mais son
Magnétiseur attentif ne l'a point oublié. Il l'interroge
avec sollicitude sur le siége de son mal, sur sa cause,
sur ses progrès alarmants, et lui ordonne d'indiquer
le remède ignoré auquel sa guérison est réservée.

Oh ! merveille ! on voit celui qui bien éveillé n'a-
vait pas même su se rendre compte du mal qui
l'obsède, répondre tout endormi, comme un prési-
dent d'académie : exposer avec clarté et méthode la

théorie, la marche et les effets de sa funeste maladie;
et prescrire d'une autorité magistrale, le dictame
précieux qui doit lui rendre la vie.

Ce ne sont pas seulement les maladies internes
qui relèvent de la haute compétence de la faculté magnétique. Les blessures, les douleurs musculaires,
les plaies incurables, rien ne se dérobe à sa pénétra-
tion. On a vu, bien vu, un de ces malheureux, voué
à une mort certaine, à moins d'une amputation aussi
dangereuse que son mal et devant laquelle il reculait
obstinément, terrassé par un Magnétiseur puissant
qui le plonge dans un sommeil profond et qui le frappe
d'une insensibilité absolue. Dans cet état, il est livré
au couteau du chirurgien qui le taille tout à son aise,
sans qu'il jette le moindre cri, sans qu'il éprouve la
plus légère douleur. Lorsque le membre est coupé, le
patient, bien et dûment empaqueté sous mille ban-
delettes, comme une véritable momie, est déposé, im-
mobile et toujours insensible, sur un lit bien douillet
où son sommeil paisible se continue aussi longtemps
qu'il plaît à son Magnétiseur. Il le touche enfin de
sa baguette magique : quelle est la joie du pauvre
homme de se trouver, à son réveil, débarrassé de cette
jambe maudite qui l'a tant fait souffrir et qui, grâce
à Dieu, peut reposer longtemps avant lui dans le
cimetière de la paroisse !

Ce fait n'est pas seulement miraculeux, il est bel
et bien avéré par témoins respectables ; par procès-
verbal officiel et non pas officieux; il est répété sérieusement par cent bouches sincères ; il est cru, d'autant

plus fermement, comme dit en latin saint Augustin notre saint père : *quod absurdum* (1).

Voilà, cependant, ce que c'est que le Magnétisme ! Vous qui courez après le merveilleux ! vous, que certains contes bleus allèchent d'un attrait irrésistible ! vous, qu'enchante l'inépuisable fécondité de ces féeriques mille et une nuits ! jetez loin de vous ces misérables produits d'une imagination stérile. Lisez et relisez les annales mille fois plus merveilleuses et plus véridiques du *Magnétisme animal*.

Nous avons exposé, avec une exactitude qui ne sera pas contestée, la Théorie, l'Initiation et la Pratique du Magnétisme. Si, parfois, nous nous sommes permis un léger accès de gaieté inoffensive, nous n'avons altéré en rien la vérité du fond.

Nous changeons de rôle et de ton. Antagoniste déclaré, nous voulons de narrateur devenir, non pas

---

(1) Une découverte de la plus haute importance chirurgicale vient, tout récemment, d'illustrer les États-Unis d'Amérique. C'est l'insensibilité absolue, produite par l'inhalation des vapeurs de l'éther sulfurique ; espèce de catalepsie artificielle et passagère, mais qui se prolonge assez longtemps pour que les opérations les plus graves et les plus délicates puissent être exécutées avec un succès presque certain, et sans douleur pour le patient. Découverte précieuse, que la pratique saura régulariser, mais qui n'a rien de commun et d'analogue avec la prétendue faculté que s'arroge le Magnétisme. C'est ici, l'action, jusqu'alors inconnue, des vapeurs éthérées sur le système nerveux ; mais ce n'est qu'un phénomène strictement physique et non point un prodige, c'est-à-dire, un fait contraire aux lois de la nature. Le Magnétisme va plus loin que la science, il ne prétend à rien moins qu'à un véritable miracle, c'est-à-dire à une *impossibilité*. C'est par certains signes caba-

un simple critique, mais un accusateur qui poursui-
vra devant le tribunal de la raison *cette haute école de
magie et de sorcellerie*, aussi ridicule et plus funeste
que les restes décrépits de ces vieilles superstitions
populaires que n'ont point encore détruits ni la lu-
mière de la religion, ni les progrès de cette civilisa-
tion dont nous nous montrons si fiers.

Philosophes de ce monde, qui avez étudié les fastes
de l'humanité, dites-nous s'il est un seul genre de
folie qui ne soit pas sortie de nos faibles cerveaux et
qui n'ait pas eu son époque de gloire avant d'être
flétrie par la sagesse et ensevelie par le temps.

Celle du Magnétisme porte le double caractère d'ab-
surdité et de profanation. Elle ne blesse pas seulement la raison, elle offense la Divinité. — Comme
l'ange que l'orgueil a perdu, elle s'arroge la puissance créatrice qui n'appartient qu'à Dieu.

Où donc ce grand prêtre du mensonge, qui doit

---

listiques qu'il suspend, de sa pleine puissance, les lois de l'or-
ganisme animal.—Prétention puérile et trop voisine du ridicule
pour obtenir les honneurs d'une discussion sérieuse !

Quant à l'utilité de la découverte américaine, si l'eau *sédative* de
M. Raspail avait réellement la propriété qui lui est attribuée
contre l'apoplexie, ainsi que pour prévenir la fièvre trauma-
tique qui survient à l'issue des opérations graves et qui est la
cause la plus ordinaire des accidents funestes qui les accompa-
gnent, les deux découvertes se trouveraient associées pour la
garantie d'un succès toujours assuré, et se recommanderaient,
avec un droit égal, à la reconnaissance de l'humanité. Un pareil résultat mérite bien que toutes les académies de l'Europe
s'efforcent de le constater. — Si les expériences venaient en
confirmer la certitude, jamais le grand prix Montyon n'aurait
reçu une destination plus digne et mieux justifiée.

avoir le sentiment de sa propre faiblesse, va-t-il chercher ce prétendu fluide créateur qui doit donner à
son néophite une vie nouvelle et surnaturelle ? Est-ce
dans l'atmosphère qui l'environne ? Mais nous y sommes plongés avec lui. Pourquoi donc, si ce fluide s'y
trouve, n'agit-il pas sur nous comme sur lui ? Par
quel artifice s'en attribue-t-il la possession exclusive et la disposition ? N'est-il pas comme nous un
simple mortel ? Est-il doué d'une organisation diffé-
rente et vit-il d'une autre vie ? Y a-t-il entre le fluide
et lui une attraction élective, une affinité chimique
qui lui soit propre et qui n'existe que pour lui ?

Sommes-nous donc assez crédules, assez insensés,
pour faire abnégation, non pas seulement de toute
connaissance des lois de la nature, mais de notre propre raison, du simple bon sens, de ce jugement que
le ciel nous a départi, tout aussi bien qu'à ce Magnétiseur privilégié, pour nous faire apprécier ce que
valent les choses et pour nous préserver de l'erreur
et de la fourberie ?

Sans doute, il existe dans l'atmosphère qui nous
enveloppe, dans les corps qui nous entourent, dans
le sein de la terre, dans les métaux et les matières
qu'elle renferme, certains fluides différents de l'air
que nous respirons et qui ont des propriétés d'autant
plus merveilleuses qu'ils nous sont moins connus.—
Tel est le fluide électrique qui se manifeste de tant de
manières et par de si terribles effets. — Tel est le
fluide magnétique dont nous ne connaissons guère
qu'une seule propriété utile : celle de donner à l'aiguille de la boussole une direction constante qui per-

met de maintenir , avec certitude, la route d'un vaisseau vers un point quelconque du globe, et puis encore de donner à certaines pierres et à certains fers préparés, les propriétés et la qualité des aimants. — Tel est encore le fluide galvanique ou voltaïque , que l'intelligence humaine a déjà su appliquer utilement, pour la construction de télégraphes aussi rapides que la parole , pour la dorure et l'argenture des métaux, et qui peut, un jour, devenir un *moyen nouveau* d'opérer plus sûrement et plus complétement le départ des métaux précieux, de leurs gangues et de leurs amalgames.

Mais tous ces fluides, auxquels l'état de nos connaissances ne nous permet pas encore d'assigner une identité commune ou une séparation distincte et réciproquement exclusive, n'ont rien de commun avec ce prétendu fluide créateur qui pénètre le néophite sous l'influence de son Magnétiseur.

Si ce fluide existait , en effet, et qu'il fût une modification de ceux de la nature, il ne pourrait être , comme eux, qu'un corps matériel et par conséquent il ne pourrait produire que des effets matériels. L'intelligence ne peut pas naître de la matière ; elle est un don de Dieu, elle est le produit de l'âme qu'il a réunie au corps de l'homme, en le pétrissant de ses mains. Ce Magnétiseur est-il donc aussi un autre Dieu ? — Un tel blasphème épouvante le monde aussi bien que la raison !

Ainsi, il reste établi pour tout homme de sens, que le Magnétiseur, fût-il doué d'une propriété d'attraction exceptionnelle, ne pourrait soutirer à l'atmosphère que le fluide ou les fluides qu'elle contient. Que ces fluides, quels qu'ils soient, étant nécessairement des corps matériels, ne peuvent non plus produire que des effets matériels. Que, par conséquent, s'il avait l'art ou le secret de saturer son néophite de l'un quelconque de ces fluides, en l'isolant et en le chargeant, comme la bouteille de Leyde, d'une machine électrique, le pauvre patient n'aurait pu servir que d'instrument pour une leçon de physique expérimentale, et serait sorti de la boutique tout aussi niais qu'il y était entré.

Mais si ce n'est aucun des fluides de l'atmosphère que le Magnétiseur communique au magnétisé ou à la magnétisée ? Si c'est un fluide *(sui generis)* inconnu à la science, qu'il tire de sa propre substance ou qu'il produit par l'effort de sa volonté, par l'exaltation de son imagination, par l'impulsion donnée à la circulation du sang et des autres fluides de l'économie animale ? Si son cœur bat avec force et rapidité, si sa respiration devient embrasée et haletante, si ses yeux injectés et saillants expriment la menace, la fureur ou la luxure, s'il est enfin assailli d'une exubérance de vie qui s'exhale par tous les pores ?—Pourquoi n'y aurait-il pas alors une transmission, une communication, une sorte d'assimilation de l'un à l'autre des deux co-associés pour une œuvre commune?—Pourquoi, demandez-vous?—Parce que le maniaque auquel vous venez d'ouvrir les portes de son cabanon, s'il a le bonheur d'échapper à une bonne apoplexie, ne peut agir sur sa victime que de deux manières : ou par les émanations physiques de son être, lesquelles sont très-matérielles de

leur nature, et ne peuvent produire que des effets
analogues ; ou par la variété des impressions qui répondent aux signes extérieurs manifestés par l'expres-
sion, l'attitude, les gestes et les actes de ce Magnétiseur forcené. De telle sorte que, suivant le caractère,
la constitution et le sexe du néophite, il peut être
dominé par un sentiment d'inquiétude ; il peut être
frappé d'une terreur qui paralyse sa force et ses facultés ; il peut être pris d'un accès de vertige, d'une
attaque nerveuse ou d'une faiblesse qui l'abat aux
pieds du maître. — Entre deux sexes différents, les
sens excités par le regard, par l'approche, par le
contact, peuvent partager les transports d'une ivresse
commune.

Faites donc sortir de cette double épreuve autre
chose que la conséquence naturelle des effets avec les
causes qui les produisent ! Faites donc jaillir de cette
dualité animale cette espèce de vie intellectuelle,
cette prescience des événements à venir, cette vue qui
pénètre à travers les murs des prisons et des palais
plus aisément que la vôtre ne traverse la glace dia-
phane qui sépare votre salon du jardin ou de la campagne ! Ce regard tout-puissant, qui lit au fond des
cœurs et qui en sonde les replis ! Cette science universelle, enfin, devant laquelle le monde entier ne
renferme plus un seul secret ! — Don céleste, qui
n'appartient qu'à la divinité, et qui n'est point con-
cédé aux magnétisés pas plus qu'aux magnétiseurs !
parce qu'ils appartiennent, comme nous, à l'espèce
humaine, qui a ses lois immuables d'existence propre, d'attributs et de facultés, et qui ne peut franchir

les limites dans lesquelles le véritable créateur l'a renfermée inflexiblement.

Voyez jusqu'où peut aller le délire! c'est un simple mortel, une faible créature dont l'intelligence et les facultés ont de si étroites limites, qui crée, de sa propre inspiration, un pouvoir qu'il ne possède, ni qu'il ne peut s'attribuer, et dont cependant il investit un être de même espèce et plus débile que lui! — Pour comble de folie, celui qu'il a doué de cette puissance suprême n'en devient pas le possesseur absolu. Il ne peut l'exercer que sous le bon plaisir et le caprice de son impuissant seigneur et maître, qui n'a besoin que d'un simple geste pour l'en déposséder. — Et nous osons outrager la raison au point de croire à de pareilles balivernes !

Nous ne voulons échapper à aucune de vos objections. — Vous nous citez, comme preuves de la possibilité de cette science inaccessible à notre faiblesse, la lucidité des somnambules naturels et les pressentiments qui viennent parfois, comme des avant-coureurs funestes, nous avertir des malheurs dont nos amis, nos parents, viennent d'être frappés à de grandes distances de nous et souvent au delà des mers. — Là, il n'y a rien que de naturel. De pareils faits peuvent nous paraître extraordinaires, mais ils ne sont point impossibles, ils ne contrarient point les lois de notre organisation, ils ne supposent nullement l'intervention d'une puissance ou d'une faculté hors de notre nature.

Nous répondrons donc aux deux arguments dont on veut se prévaloir contre nous.

L'esprit, vivement occupé des choses qui ont pour nous un haut degré d'intérêt, conserve les impressions de la journée ; l'image en reste empreinte dans notre cerveau, organe des souvenirs et de la pensée, et, dans la nuit, cette image en reproduit souvent la réalité, soit dans nos songes, soit dans nos paroles, et plus rarement par des actes positifs d'exécution parfaite ou de tentative d'exécution. — Ce sont particulièrement les jeunes gens qui présentent les exemples les plus frappants de cette espèce d'anomalie. La raison en paraît toute simple ; leur tendre cerveau n'est occupé que d'un petit nombre de choses et d'idées ; les impressions en doivent être plus vives, plus profondes, et les images plus nettes ; elles doivent donc réagir, pendant le sommeil, avec plus d'intensité, d'autant qu'il y a absence de toutes les distractions qui, dans l'état de veille, peuvent provenir involontairement de l'exercice spontané de nos sens. Aussi voit-on quelquefois l'écolier paresseux faire en dormant, dans le cours de ses rêves interrompus et repris, le devoir qu'il doit remettre au professeur le lendemain d'un jour de vacance, tout étonné, à son réveil, de n'avoir qu'à l'écrire sous la dictée de sa mémoire.

Une autre fois, c'est un amoureux, bien autrement préoccupé de sa passion que l'écolier de son devoir, et qui, pendant la nuit, au milieu de son sommeil et sans l'interrompre, se lève, parcourt sa chambre sans heurter un seul meuble, prend dans sa commode ou son secrétaire ce qui convient à ses desseins, ouvre les portes, descend dans le jardin, en franchit les murs sans accidents, et va, pour rejoindre sa maîtresse, se casser le nez contre une porte bien fermée dont il n'a pas la clef; puis il retourne, tout honteux de sa mésaventure, se remettre tranquillement au lit, sans garder, pour le lendemain, ni la conscience ni le souvenir de ce qu'il a fait.

Dans ces deux exemples, il n'y a rien qui puisse être considéré comme le produit d'une puissance surnaturelle. L'écolier, livré tout entier aux inquiétudes du lendemain, est surpris par le sommeil au milieu de ses méditations, et imbu, pour ainsi dire, de son sujet; est-il étonnant que ce même sujet, qui a absorbé toute sa pensée, se reproduise devant elle avec toutes les terreurs dont il est la cause et l'objet, non pas une fois, mais vingt fois dans le courant de la nuit, et qu'alors les méditations de la veille aient porté fruit, en mettant en relief les idées génératrices et successivement leurs développements, de manière qu'à son réveil sa mémoire n'avait plus qu'à se recueillir pour reproduire le travail de la nuit, en complétant ce qui était imparfait, et en élaguant ce qu'il pouvait y avoir de vaporeux ou d'incohérent.

Tout est ici naturel et vraisemblable. Il n'est personne de nous qui ne puisse, pour son propre compte, se rappeler les rêves raisonnables qui ont parfois accompagné son sommeil dans certaines circonstances de vive préoccupation.

Ce n'est pas ainsi qu'opère le somnambule magnétique; il est questionné à l'improviste sur des sujets qui ne sont point de sa compétence et dont il n'a pas même la première notion; ses souvenirs, et les traces qu'ils pourraient avoir laissées sur les organes de l'intelligence, ne peuvent pas lui fournir un point de départ. C'est donc en raison de la science merveilleuse dont il a été illuminé qu'il rend ses oracles, c'est-à-dire, qu'il déraisonne ou qu'il ment, car le Saint-Esprit n'est pas descendu sur sa tête aux ordres de son Magnétiseur.

Si le fait de notre jeune amoureux est plus surprenant, il n'est pas moins explicable. Les lieux qu'il parcourt avec autant de sûreté que s'il était en plein jour, et avec les yeux bien ouverts, lui sont familiers ; il les a pratiqués cent et cent fois, et les a d'autant mieux observés, qu'il avait intérêt à les bien connaître. — Qui n'a pas conservé le souvenir d'un jardin remarquable qu'il n'a parcouru qu'une seule fois ? — Quel est celui qui, en fermant les yeux et en se transportant par la pensée dans le parc de Versailles, où il a l'habitude de se promener, n'en suit pas, mentalement, tous les détours avec certitude ; sans perdre de vue un seul bosquet, un seul bassin, et les terrasses, et les parterres ; en classant chaque objet avec justesse ; en mettant chaque monument, chaque statue, à sa véritable place ? — Conclure d'une telle faculté, qui est un des attributs de notre organisation, qu'un somnambule magnétique peut décrire des lieux, des palais qu'il ne connaît pas ; voir ce qui se passe sur la place d'armes de Saint-Pétersbourg ou de Moscow ; entendre ce qui se dit à Pékin ou à Tombouctou ; n'est-ce pas se moquer de nous et du sens commun ?

Arrivons aux pressentiments. Sur quelques centaines de milliers, un seul se réalise, encore n'est-il jamais bien constaté. Celui-là seul est connu, car à quoi bon parler des autres! On fait de l'exception la règle générale, et l'on raisonne à perte de vue sur un fait qui, de sa nature, rentre sous les lois de la probabilité, et pour lequel on va chercher des causes abstraites et mystiques, hors du vrai et de la nature des choses.—L'événement, en lui-même, est au contraire moins surprenant que la rareté de pareilles coïncidences, comparées avec le nombre infini des soucis, des inquiétudes qui tourmentent les familles et les amis dont les parents et les connaissances sont exposés loin d'eux à des dangers que leur imagination exagère, et dont la crainte poursuit leur tendresse et occupe si souvent leur pensée.

Quoi donc d'extraordinaire que, de temps en temps, sur les millions de chances qui résultent de la combinaison de ces inquiétudes si nombreuses, avec les événements ordinaires de la vie, un seul accident arrive précisément au moment où l'esprit de tant de personnes intéressées se trouve occupé des malheurs qu'elles redoutent!

Encore une fois, qu'ont de commun de pareils pressentiments avec les prédictions de notre somnambule magnétique? Les uns sont les conséquences naturelles de nos sentiments pour nos parents et nos amis, les autres sont les actes insensés d'un charlatan.

Que direz-vous, nous crie-t-on, de ces cures merveilleuses et de certains faits, si bien constatés, qui attestent évidemment une faculté aussi intelligente qu'elle est toute-puissante ?

Nous répondrons que tous les témoignages, même *de visu*, des personnes les plus respectables, les plus élevées en dignités, les plus honorablement entourées du respect et de la confiance publique, ne sauraient établir une preuve pour un fait que les lois de la nature repoussent comme impossible. Entre ces témoignages et la négative des lois naturelles, il y a l'infini en faveur de la négation, car les témoignages les plus sincères des hommes les plus honnêtes, sont sujets à erreur, par inadvertance ou par illusion, tandis que les lois de la nature sont immuables comme Dieu même.

A notre tour, que diriez-vous si l'on venait vous annoncer que, tel jour, la cathédrale de Sainte-Gudule s'était envolée pour aller passer la journée à la campagne, et qu'elle était heureusement revenue le soir reprendre sa place ordinaire ; en ajoutant que le fait avait été contemplé avec admiration et dûment constaté par tous les ministres, par tous les ambassadeurs étrangers, par les présidents des cours et des académies, par le bourgmestre et son conseil, et enfin, par la population réunie de la ville et des faubourgs ? — Vous répondriez sans doute que, ce jour-là, tout Bruxelles avait été frappé de cécité ou de folie. Et cependant vous croyez, sur l'affirmation des Magnétiseurs et de leurs compères, à des miracles tout aussi ridicules, tout aussi impossibles que l'étrange supposition que repousse votre bon sens ! — Vous croyez à la science infuse, à la seconde vue, à la prescience des événements à venir. — Absurdités plus lourdes que toutes les cathédrales de la chrétienté!

Nous devons convenir que beaucoup de personnes de très-bonne foi, hommes d'intelligence, d'instruction et même de science, signalent des faits qui leur ont paru tellement extraordinaires, qu'ils hésitent à se dépouiller du prestige que ces faits ont exercé sur leur esprit, et qu'ils croient faire acte de courage ou de philosophie en se bornant à douter. — Qu'il nous soit permis de leur dire que le doute n'est pas même une opinion; que s'il est quelquefois une disposition favorable pour arriver à la vérité, il n'est pas lui-même la vérité, et qu'il faut faire un pas de plus pour la reconnaître et pour la saluer de son hommage. Nos sens n'ont pas assez de rectitude et de sûreté pour nous préserver des illusions qui nous fascinent et nous égarent. Combien de moyens ignorés donnent à certains actes, à certains effets, conséquences très-naturelles des causes qui les produisent, l'apparence de prodiges qui nous éblouissent et qui ébranlent notre raison!

Le bandeau qui recouvre les yeux d'un magnétisé, quelque épais qu'il soit, ne pourrait-il pas être traversé d'un trou d'aiguille inaperçu de tous les spectateurs? — Un appareil d'optique, également invisible, ne pourrait-il pas y faire correspondre la réflexion des objets et les rendre perceptibles pour l'œil qui se dérobe sous son épaisseur? — Ce bandeau peut, lui-même, être placé de telle sorte que, suivant la position de la main qui présente et l'attitude que prend la tête qui regarde, l'image puisse arriver à la vue. — Ne pourrait-il pas y avoir entre le magnétisé et le Magnétiseur, assisté de quelques compères adroits et nullement soupçonnés du public, une convention, telle que les mains, les doigts, les pieds, un geste, un cri, une parole, en apparence innocente et souvent prononcée pour détourner votre attention, concourussent à former un système de signes aussi intelligibles que ceux du télégraphe le mieux combiné? Tantôt ils exprimeraient le mot qui répond aux choses sur lesquelles le somnambule est le plus souvent consulté; tantôt ils représenteraient les nombres et les lettres de l'alphabet, qui auraient aussi leur signification, et dont le magnétisé se servirait pour proclamer, au grand étonnement de l'auditoire, l'initiale et la finale d'un mot qu'on croit avoir écrit très-secrètement et qu'on semble présenter avec méfiance sous un pli bien cacheté. — C'est ainsi qu'il pourrait compter les pièces de monnaie renfermées dans votre main; qu'il indiquerait l'heure et les minutes de votre montre; qu'il lirait à travers un livre fermé, qui lui serait présenté par un de ses compères, le passage qu'il aurait appris par cœur. — Et cent autres merveilles du même genre.

Qui de nous n'a pas assisté, au moins une fois, aux séances données par les plus habiles prestidigitateurs? Ceux-là, cependant, ne se donnent pas pour sorciers, et font mille tours plus extraordinaires que messieurs les magnétisés. — Qui de nous n'a pas connu, au moins de réputation, le célèbre chien Munito, qui savait si bien lire et écrire, qui faisait une addition, une multiplication, et même une division, aussi bien qu'un professeur de mathématiques? Et cependant, personne ne s'est avisé de le soupçonner de magie ou de lui attribuer la science infuse et la seconde vue!

Lorsque nous sommes éblouis par certains faits surprenants qui paraissent sortir de la classe de ceux qui appartiennent à l'ordre régulier des choses, il est peu raisonnable de recourir à l'intervention d'une puissance surnaturelle qui est, pour nous, mille et mille fois plus incompréhensible que les faits qu'il s'agit d'apprécier. Si la science ne nous donne aucun moyen de les expliquer, nous devons en conclure qu'il y a ou illusion de nos sens ou surprise de la part de l'opérateur, car ce qu'il y a d'absolument certain, ce qui n'admet aucun doute aux yeux de notre raison et de notre intelligence, c'est que les lois du monde sont inviolables et qu'elles sont hors de toute atteinte de la part des faibles humains, qu'elles régissent aussi bien que tous les êtres et toutes les choses de la création.

Il existe une autre espèce de Magnétisme, dont les Magnétiseurs ne parlent pas, et qui est autrement puissant que le leur, parce qu'il est celui de la nature : c'est l'attrait respectif des deux sexes l'un pour l'autre. Tout ce qui est organisé, tout ce qui a vie, en éprouve l'invincible influence : depuis l'hyssope jusqu'au cèdre du Liban, depuis l'insecte microscopique jusqu'aux colosses de la création. Cette sympathie mutuelle, en se modifiant suivant les lois organiques et les attributs de chaque espèce, prend un degré d'élévation proportionnel au rang qu'elle occupe dans l'échelle des êtres, et cette immense échelle, comme celle de Jacob, unit la terre au ciel ; c'est l'homme qui en occupe le sommet, il n'est pas seulement l'œuvre la plus parfaite du Créateur, il est le point de contact mystérieux entre la Divinité et la matière (1). C'est donc dans l'espèce humaine que le Magnétisme, dont il est ici question, doit manifester toute sa puissance et faire éclater ses merveilles. Quels sont, en effet, les actes d'héroïsme, de courage, de dévouement ou de désespoir, que n'a pas inspiré l'amour ? — Arrière cet autre Magnétisme impur et impuissant ! A celui-là, de monter sur les tréteaux ! Au nôtre, d'allumer au sein de l'homme et d'y perpétuer à jamais ce feu céleste qui épure l'âme et qui embrase le cœur ! Principe de tout ce qu'il y a de grand, de beau et de généreux dans ce monde !

---

(1) Dans le règne végétal, la reproduction est soumise à des conditions de nécessité ; telles sont celles qui résultent de l'organisation sexuelle des fleurs de chaque espèce, placées, ou sur une même tige, ou sur des plants différents assez rapprochés pour que les vents puissent devenir les agents intermédiaires de la fructification.

Dans le règne animal, les espèces inférieures s'unissent au hasard, sans choix ni prédilection ; les œufs, les larves, sont abandonnés, pour l'éclosion et les métamorphoses successives, aux influences du soleil, de l'atmosphère et des localités qui en ont reçu le dépôt. — D'autres espèces, plus prévoyantes, les confient aux fruits, aux matières végétales et animales qui doivent alimenter et développer leur progéniture.—Les oiseaux se choisissent, s'associent et partagent les soins de l'incubation des œufs et de la nourriture des petits. — Dans les quadrupèdes, quelques espèces ruminantes ou frugivores vivent en *hardes*, comme les Arabes du Désert, en tribus, et le *despote*

C'est aussi un effet du Magnétisme que cette communication spontanée et subite d'un même sentiment d'enthousiasme, qui fait explosion au sein de nos théâtres, lorsque la foule s'y presse; lorsque les loges sont parées de cette brillante guirlande de femmes aussi belles qu'élégantes; lorsque d'immenses flots de lumières inondent la vaste enceinte et font jaillir de toute part les éclairs et les feux coloriés des diamants éblouissants et des pierreries de toute espèce. — Tandis que le spectateur solitaire reste froid et impassible à la représentation délaissée de nos plus beaux chefs-d'œuvre dramatiques.

N'est-ce pas encore ce même Magnétisme qui, au grand jour de la bataille, enflamme d'une généreuse colère ces masses d'hommes armés pour la défense de la patrie, et qui se précipitent avec fureur sur

---

s'arroge les prérogatives du sultan. — Les carnivores se séparent par couples et vivent isolés; la mère allaite ses petits, et tous deux les nourrissent et les défendent; l'union des parents survit à la dispersion de la famille, et le chef, ainsi que sa compagne, partagent ensemble les soins, les inquiétudes et les dangers de leur aventureuse existence.

Au-dessus de tous les êtres de la création s'élève l'espèce humaine, qui leur est tellement supérieure que les instincts naturels, loin de présider exclusivement à la destinée des individus, sont modifiés ou réprimés par la conscience du bien et du mal, et par les considérations de moralité qui découlent de ce sentiment intime et primordial; par l'attrait irrésistible d'une prédilection exclusive pour celle dont ils espèrent le bonheur; par la prévoyance anticipée des soins et des intérêts de la famille à venir; par tous les motifs, enfin, que la raison, l'intelligence et la sagesse suggèrent à leur pensée pour déterminer leur volonté et diriger les actes qui doivent l'accomplir.

d'autres masses ennemies; à la voix retentissante des
chefs qui les commandent, à l'appel éclatant des clai-
rons, des tambours et des trompettes ; au sein d'une
atmosphère embrasée de soufre, et au mépris de la
mort que vomissent, de tous côtés, ces mille foudres
d'airain qui détonnent avec un épouvantable fracas !
— C'est au cri de la patrie que ces colonnes vivantes,
que ces escadrons valeureux s'ébranlent, en agitant
leurs armes étincelantes ; et le sol retentit sous leurs
pas précipités, et la terre tremble sous les pieds de
ces milliers de chevaux écumeux d'impatience !

Quel est encore ce vif sentiment qui nous remue
jusque dans les entrailles, qui fait battre notre cœur
et soulève notre poitrine haletante, à la vue d'un trait
de sublime courage, d'un acte de dévouement généreux, d'un glorieux sacrifice pour la patrie, pour son
ami, pour un inconnu malheureux ? N'est-ce pas toujours notre Magnétisme à nous ? Oui, c'est le nôtre,
et non pas celui des Magnétiseurs. Le nôtre, c'est le
développement énergique et chaleureux des instincts
naturels et des facultés rationnelles dont le ciel a doué
notre espèce ; c'est l'accomplissement des devoirs qui
en sont les conséquences logiques. Le leur, c'est la
violation de toutes les lois de la nature, c'est la sa-
crilége prétention de faire de l'homme ce qu'il n'est
pas et ce qu'il ne peut pas être, en s'arrogeant le
pouvoir de lui conférer, par de puériles formalités,
certaines facultés qui n'appartiennent point à son espèce, qui sont contraires à son organisation, et pour
lesquelles il ne peut avoir capacité, à moins qu'il ne
cesse d'être ce qu'il est, et qu'il ne devienne, par la

vertu de quelques signes magiques, un être nouveau en dehors de la création.

Nous n'avons pas voulu laisser subsister l'équivoque que peut présenter le mot Magnétisme, quelquefois employé par la littérature ou dans la conservation, comme une image de l'action réciproque des êtres les uns sur les autres, principalement lorsqu'ils se trouvent réunis en grandes masses. Pour nous, c'est l'exaltation de nos propres passions et de nos propres sentiments, produite par l'excitation des paroles ou des actes qui en réveillent toute l'activité et qui nous poussent à l'imitation ; mais toujours dans la sphère des attributions spécifiques et organiques que nous avons reçues de la création, et qui nous constituent ce que nous sommes, au moral comme au physique. — Nous avons cru devoir tellement séparer la chose du mot, qu'il ne fût plus possible d'en faire abus contre nous.

Tel est le motif de l'espèce de digression introduite dans notre discussion.

Il ne nous reste plus qu'à porter notre jugement sur les cérémonies d'initiation, ainsi que sur ce sommeil extatique qui en est le produit et qui devient l'organe au moyen duquel le Magnétiseur fait exercer, par le magnétisé, cette puissance et cette intelligence souveraine, développée sous l'influence de sa prédominence physique ou de l'énergie de sa force morale. — La seule énonciation de la question à traiter est presque une dérision. Oui, on éprouve une certaine honte à discuter un non sens. — Ce n'est pas que le sommeil nous paraisse impossible ;

l'enfant s'endort sous les oscillations de son berceau, soit qu'elles produisent un léger ébranlement à son cerveau délicat, soit qu'elles déterminent un afflux du sang vers la tête. Quelques femmes, dit-on, éprouvent une somnolence qui n'est pas sans attrait, par la friction du peigne qui parcourt leurs longs cheveux et qui peut y développer une certaine électricité, phénomène que nous avons longtemps éprouvé sur nous-mêmes ; dans notre jeunesse, et jusqu'à l'âge de cinquante ans, le passage rapide d'un peigne d'écaille à travers nos cheveux y excitait une crépitation universelle qui, dans l'obscurité, était une véritable fourmilière d'étincelles lumineuses. — On conçoit donc que le mouvement continu de deux mains qui se promènent à quelques lignes de votre figure, devant vos yeux qu'elles éblouissent de leur retour périodique et fréquent, finisse par vous clore les paupières à force de lassitude ; le sommeil qu'il produit n'est pas celui de la science, c'est celui de la fatigue et de l'ennui.

Nous pensons donc que quelques néophytes honnêtes, candides, et d'une constitution délicate, peuvent s'endormir naturellement et très-sincèrement. Mais ceux-là ne parlent pas et ne répondent pas à des questions qu'ils peuvent entendre ; ce sont des sujets qu'on se hâte de déclarer réfractaires ; c'est-à-dire, impropres à concourir à l'œuvre. Tous les autres trompent le public et le Magnétiseur lui-même, s'il est de bonne foi, ou bien ils s'entendent avec lui, ce qui est le cas le plus ordinaire. — Si nous osons donner à une question de doute une solution affirmative, ce n'est pas que nous ayons eu occasion de reconnaître la vérité par nous-mêmes, de la recevoir d'une bouche amie ou de l'apprendre de la révélation d'un transfuge. C'est à la source de toutes vérités que nous allons puiser nos preuves. C'est au sein de la raison, de cette raison que nous avons reçue pour distinguer le vrai du faux, pour guider nos jugements, pour diriger notre conduite et apprécier celle des autres.

En effet, concevriez-vous qu'au moyen de quelques signes magiques, de quelques gestes ridicules, un homme quel qu'il fût, pût bouleverser l'ordre régulier de la nature et les lois du monde ? Suspendre, de sa pleine puissance, l'accomplissement nécessaire des fonctions vitales ou les modifier à son gré ? Anéantir ou exalter l'exercice de nos sens ? Nous imposer ou nous retirer le sommeil, à sa volonté ? Donner à ce sommeil, qui est le repos de nos facultés, comme il est le réparateur de nos forces ; une énergie d'intelligence, d'intuition, d'activité, qui change sa destination, sa nature et ses effets ? Non, cela n'est point, parce que cela ne peut pas être. Non, le sommeil magnétique n'est point un véritable sommeil, il n'est qu'un mensonge ; toutes ses prétendues attributions d'intelligence supérieure et de puissance ne sont que des jongleries dont le Magnétiseur peut, quelquefois, être la dupe aussi bien que le public.

Si le don de prescience, si le don non moins merveilleux de porter sa vue à travers l'espace sur tous les lieux de l'univers, de voir ce qui s'y fait, d'entendre ce qui s'y dit, étaient réellement un attribut du somnambulisme magnétique, pourriez-vous croire sérieusement que le Magnétiseur et le néophyte . devenu son instrument d'optique et d'acoustique, eussent possédé une dose de désintéressement assez héroïque pour résister à la tentation, fort excusable de notre temps, d'amasser des millions de millions, par la connaissance anticipée des événements politiques et commerciaux qui leur ouvrait, avec certitude, toutes les voies de la fortune? — Ce don de prescience et de longue vue, ils ne l'ont jamais possédé; car ils seraient, aujourd'hui, les seigneurs de la terre.

Encore quelques observations, avant de terminer.

Si le somnambule magnétique possédait en effet le don de tout voir, de tout entendre et de tout savoir, il aurait, au moins pendant son sommeil d'intelligence suprême, la faculté de parler passablement sa propre langue, et de raisonner comme un homme de sens, ce qui se rencontre assez rarement. Les apôtres, pauvres pêcheurs illettrés, ont fort bien parlé dans toutes les langues, dès l'instant que le Saint-Esprit est descendu sur eux. — Ce n'est pas tout que de se prêter au rôle de compère, il faut encore en avoir l'esprit; autrement le tour est manqué et l'on se rit du magnétisé et du Magnétiseur.

Pourquoi le somnambule n'est-il, le plus ordinairement, questionné que sur des niaiseries, des puérilités, qu'il devrait repousser avec indignation, s'il avait le sentiment d'une mission sérieuse et utile à l'humanité? N'est-ce donc que pour faire rire quel-

ques badauds que le Magnétiseur le tient sous sa baguette magique ? — Pourquoi n'est-il pas consulté sur les grandes affaires humaines ; sur certaines questions délicates de gouvernement, de diplomatie, d'alliance, de commerce ? Sur le paupérisme, cette plaie la plus douloureuse des sociétés ; sur l'organisation du travail, qui jusqu'à ce jour a mis au défi les recherches et les combinaisons des philanthropes et des économistes ? Pourquoi les savants n'invoquent-ils pas ses lumières transcendantes pour arriver à la solution des difficultés ou des doutes que soulèvent certains phénomènes physiques ou célestes ? Qu'il nous dise, par exemple, si l'électricité, le magnétisme et le galvanisme ne sont qu'un, ou s'ils sont Trois ! qu'il nous fasse, enfin, connaître ce fluide particulier dont il est imprégné et auquel il doit cette science universelle qui l'assimile à la Divinité !
— Vœux superflus ! Notre magnétisé reste Gros-Jean, comme devant. — Ce n'est pas lui que les perturbations d'Uranus ont empêché de dormir ! Ce n'est pas lui qui en a démontré la cause nécessaire, en signalant l'existence d'une planète inconnue qui devait, à telle époque, se trouver dans telle constellation et se présenter à l'observateur sous un angle de tant de secondes (1) ! — A

---

(1) Fait le plus merveilleux que les annales de l'astronomie puissent offrir à l'admiration de toutes les académies du monde ! Ce n'est pas au hasard d'une heureuse observation ou à la puissance supérieure d'un instrument perfectionné qu'est due la découverte. C'est la déduction transcendante des anomalies éprouvées par un astre dans son orbite, qui fait imaginer un astre inconnu comme la seule cause qui puisse les produire et les expliquer ; et cet astre supposé se découvre dans le lieu

titre de docteur consultant, qu'il nous apprenne au moins quélle est cette fatale maladie des pommes de terre, qui a failli nous faire périr de faim, cet hiver, et qui nous menace encore pour l'année prochaine! Quelle est sa cause et quel est le remède? Alors nous concevrons que Dieu veuille bien déroger, en sa faveur, à la fixité des lois qui régissent le monde, et à celles dans lesquelles il a renfermé notre faiblesse, comme un moyen de salut pour les malheureux Irlandais, et pour nous qui sommes aussi de ses fidèles enfants.

. . . . Nos numera templis
Quippe tuis ferimus !

Vaines questions ! ce n'est pour l'instruction, l'édification et le bien de l'humanité que notre somnambule a reçu le triple don de puissance, de science et de longue vue. — C'est pour lire par derrière sa tête, l'heure et les minutes marquées sur le cadran d'une montre qu'on présente furtivement à son occiput. — C'est pour compter et dénommer les pièces de monnaies, contenues dans une bourse bien fermée. — C'est pour régaler les assistants ébahis, d'une nouvelle représentation des convulsionnaires de Saint-Médard, et mille autres gentillesses de la même force. — Voilà quelles sont les preuves authentiques autant que respectables de son omnipotence et de sa sublime mission ! — On serait embar-

---

du ciel qui lui est assigné, avec le volume et la densité que lui attribuent les calculs du savant.—Triomphe le plus glorieux que la science ait jamais obtenu !

Le nom de Leverrier est devenu immortel comme celui de Newton.

rassé de décider si le public qui les admet, ne montre pas autant d'humilité et de soumission que le magicien n'affiche d'impudence, ou de mépris pour son intelligence et sa dignité.

Rentrons dans une discussion plus sérieuse, et cherchons à tirer une conclusion raisonnable de ce contraste bizarre d'impuissance et de capacité exceptionnelle.

Tout acte ou tout effet contraire aux lois de la nature suppose nécessairement l'intervention d'une puissance surnaturelle. Or, cette puissance ne peut être qu'une émanation de celle du Créateur ; car hors lui, il ne peut exister que des créatures soumises aux lois de la création. Donc, le magnétisé qui voit à travers les murs et les montagnes ; qui entend ce qui se dit à cent lieues de lui ; qui sait tout sans avoir rien appris ; « ne peut jouir d'un pareil privilége que » par communication de la puissance créatrice. »

Poursuivons nos déductions. — Voilà donc notre somnambule pourvu de la science universelle et de la toute-puissance. Si sa modestie en circonscrit l'exercice dans les actes le plus infimes et les plus innocents, tels que de lire à travers un livre fermé, ou de raisonner un cas de médecine, comme un docteur de la faculté, c'est qu'il le veut bien, soit par modestie, soit par simplicité ; mais il n'en possède pas moins capacité certaine pour traiter et résoudre toutes les questions de l'ordre le plus élevé. En effet, la toute-puissance ne reconnaît ni loi restrictive, ni impossibilité ; pour elle, il n'existe aucune échelle proportionnelle de difficultés relatives ; elle n'a pas plus d'embarras, il ne lui faut pas un plus grand effort pour créer des baleines et des éléphants que pour faire des fourmis et des pucerons. Donc, notre somnambule, qui est investi de cette toute-puissance , doit lire aussi aisément dans le grand livre de la nature et des cieux que dans son petit livre fermé. — Si, pressé par vos questions, il décline une réponse en alléguant son incompétence, c'est qu'il a menti jusqu'alors.—C'est qu'il n'est pas plus doué de la science des petites choses que de celle des grandes. — C'est qu'il a trompé son auditoire et qu'il n'est qu'un charlatan , tout aussi bien que son Magnétiseur.

Voilà cependant la conclusion à laquelle nous sommes conduit par une déduction que ne désavouera pas la plus rigide logique.

Convenons que le Magnétisme est vraiment la plus brillante invention dont notre raison ait à se glorifier ! — Convenons aussi qu'il est cependant quelque chose de non moins merveilleux ; — notre crédulité !

. . . . Conjunctaque Gloria nostra est.

Nous ne reviendrons pas sur les formalités d'initiation. Nous en avons assez dit pour les faire apprécier à leur juste valeur , et pour faire pressentir le scandale dont elles pourraient devenir l'occasion.

Tendres mères, conduisez vos filles à cette nouvelle source de la science du bien et du mal. Si les cérémonies d'initiation entre personnes du même sexe ne sont que ridicules, elles doivent être fort curieuses entre filles et garçons !

Résumons-nous et finissons comme nous avons

commencé : en déclarant avec solennité, que la théorie, l'initiation et la pratique du Magnétisme constituent réellement et de fait, une haute école de magie et de sorcellerie, qu'elle est une honte pour un siècle comme le nôtre ! Siècle de sagesse et de science, qu'elle outrage scandaleusement par un contresens monstrueux ! Pendant que nos académies, nos colléges, nos savants s'occupent d'éclairer le monde, de détruire l'ignorance superstitieuse de nos campagnes et ces vieux préjugés populaires de sorcellerie dont nos tribunaux poursuivent les actes frauduleux, cette école funeste les autorise par son exemple et les justifie par ses doctrines. — Puisse le ridicule, la seule arme que nous voulons invoquer contre elle, la flétrir et la frapper mortellement !

Belgique, Juillet 1846.

Baron de **RICHEMONT**,

Ancien Député et Conseiller d'État.

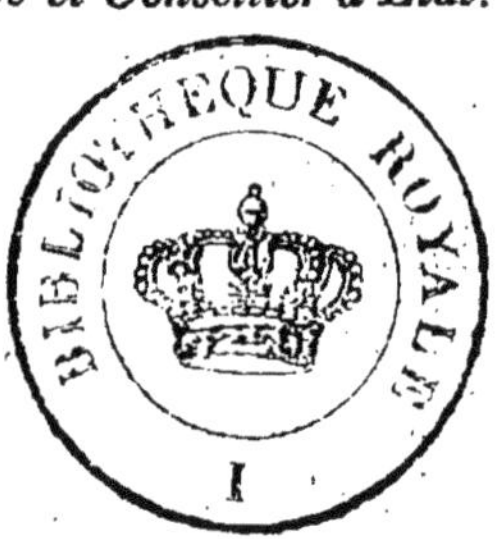

www.ingramcontent.com/pod-product-compliance
Ingram Content Group UK Ltd.
Pitfield, Milton Keynes, MK11 3LW, UK
UKHW021133140726
13695UKWH00004B/1871